CONTRIBUTION A L'ÉTUDE

DE LA

SÉRUMTHÉRAPIE ANTIDIPHTÉRITIQUE

PAR

Le Dr Paul DUCOR

CROUP GUÉRI PAR L'ANTITOXINE

CHEZ UN ENFANT DE 7 MOIS 1/2

Communication à la *Société de Médecine et de Chirurgie Pratiques*

SÉANCES DU 15 ET DU 22 NOVEMBRE 1894

CLERMONT (OISE)

IMPRIMERIE DAIX FRÈRES

3, PLACE SAINT-ANDRÉ, 3

—

1894

CONTRIBUTION A L'ÉTUDE

DE LA

SÉRUMTHÉRAPIE ANTIDIPHTÉRITIQUE

Par le Docteur Paul DUCOR

I

En présence de l'enthousiasme soulevé dans le monde médical et dans le public par les communications de M. Roux et de ses collaborateurs, après l'appui sans réserve donné par l'Académie de Médecine, bien des personnes croient la question absolument jugée et ne s'imaginent pas que les journaux ou les Sociétés de médecine puissent discuter les mérites de la sérumthérapie antidiphtéritique et la valeur des résultats obtenus.

De fait, les oppositions sont rares ; la nouvelle méthode semble avoir cause gagnée, même en Allemagne où les essais faits en 1892, avec le premier sérum de Behring avaient donné des résultats si peu encourageants, à Munich surtout, qu'on avait définitivement renoncé au traitement spécifique et qu'il a fallu la retentissante communication de M. Roux au Congrès de Buda-Pesth, pour produire un complet revirement de l'opinion.

En Angleterre, le *British Medical Journal* veut bien s'incliner devant les résultats obtenus ; mais en attendant qu'il nous démontre que l'antitoxine est une découverte dont l'honneur revient à un fils de la vieille Angleterre, il consacre un très long article, d'esprit bien britannique, à prouver que tout le mérite appartient aux Allemands. Citons quelques lignes de ce factum en plusieurs colonnes :

« L'antitoxine et le traitement de la diphthérie par le sérum sont une question si intéressante qu'elle occupe actuellement l'esprit de tout le peuple français. Le fantastique journal parisien en a exagéré l'intérêt et a essayé d'en faire l'objet d'une auto-glorification nationale, prétention qui, pour cette fois, n'est nullement fondée. C'est une découverte absolument Allemande, que la France n'a fait qu'adopter avec un déploiement théâtral, qui, dans cette circonstance, est humiliant pour une nation qui n'a pas besoin de se parer des plumes d'autrui. Le microbe de la diphtérie est une découverte Allemande ; c'est encore un Allemand qui a découvert l'antitoxine et ses applications. Il est affligeant de voir le *Figaro* et la municipalité de Paris exploiter toute l'affaire comme une nouvelle « gloire » de la France. La souscription nationale est une bêtise, et la médaille frappée en l'honneur de M. Roux est un vol. » !!

Notre excellent voisin ne saurait ignorer que la sérumthérapie, comme méthode générale, est un procédé d'origine française, inauguré par les expériences de mon regretté maître, Maurice Raynaud, sur le sang des génisses inoculées du cow-pox ; il se garde bien de dire d'ailleurs que c'est justement à M. Roux et à son collaborateur Yersin que l'on doit (1888) la découverte de la toxine diphtéritique et la reproduction expérimentale, chez les animaux, de la paralysie diphtéritique, soit au moyen des microbes, soit au moyen de cette même toxine ; découvertes qui ont permis aux Allemands d'entreprendre la vaccination contre la diphtérie en suivant la route tracée par les travaux de Pasteur ; enfin que devant l'indifférence ou l'hostilité des Allemands, la découverte de Behring a été reprise et sauvée par l'intervention de M. Roux, et que la sérumthérapie a été mise au point et s'est imposée grâce à la précision des recherches, à la rigueur des expériences, à la clarté d'exposition du savant Français....... Passons.

Il est bien entendu qu'en France, l'opposition à une doctrine scientifique ne saurait s'exprimer de cette façon ; on l'a bien vu quand il s'est agi de juger la tuberculine de Koch, dont les résultats désastreux ont été qualifiés avec une réserve d'expression, qui paraissait à plusieurs d'une excessive indulgence ; il n'en est pas moins vrai que cette opposition à la sérumthérapie existe chez quelques médecins qui déclarent ne pouvoir accorder à la nouvelle méthode qu'un rôle auxiliaire, s'il n'est même absolument illusoire.

On ne saurait reprocher à un médecin, vraiment digne de ce nom, de se tenir sur la réserve et d'exiger les preuves visibles et tangibles des résultats qu'on lui affirme être dus à une méthode thérapeutique nouvelle ; mais, dans le cas actuel, les preuves sont offertes en si grand nombre au contrôle de tous, que les convictions ne peuvent tarder à s'établir, basées sur les faits et non sur des raisonnements, parfois bien spécieux.

Un de ces raisonnements le plus capable de fausser la justesse des conclusions, consiste à comparer avec les statistiques de M. Roux les résultats de différents observateurs, qui, pour différents motifs, n'ont pu remplir les conditions suivantes, absolument indispensables à l'établissement d'une statistique sérieuse en pareille matière :

1° Ne compter que les cas de diphtérie vraie, avec diagnostic rendu indiscutable par l'examen microscopique et l'ensemencement ;

2° Compter tous les cas de diphtérie observés ;

3° A côté de la statistique en bloc, établir la statistique détaillée en distinguant les angines diphtériques, avec ou sans association microbienne, les croups opérés ou non, associés ou non.

Peut-on comparer la statistique de M. Roux, rigoureusement établie sur ces bases, à celle, par exemple, de Löffler — pour citer un observateur des plus importants, dont on a voulu opposer les résultats à ceux de M. Roux — qui nous donne une statistique de 96 cas d'angines tous guéris à la suite d'un traitement local ; mais il ne nous dit pas sur combien de cas soumis à son observation ; et, de plus, il se contente de dire incidemment que sur ces 96 malades, les trois quarts *environ* étaient porteurs du bacille de la diphtérie. Est-ce plus ou moins de 72 diphtéritiques ? Mystère. Le bacille diphtéritique était-il seul ou associé à d'autres microbes ? Cette statistique comprend-elle des cas de croup ? Ces croups étaient-ils opérés ou non ? Combien l'observateur a-t-il vu de diphtéries, en dehors de ces 96 cas ?.... Autant de questions qui restent sans réponse. Avouez que, comme rigueur scientifique, c'est maigre, maigre, maigre ; et si on peut faire ces reproches à la statistique de celui qui, après Klebs, a isolé le bacille de la diphtérie, on peut le faire aussi aux statistiques qui ont été opposées à celles de M. Roux et de ses collaborateurs, et qui jusqu'à présent n'ont pas été établies sur ces données rigoureusement scientifiques.

Comment donc procéder ? Mais appliquer simplement, puisque nous le pouvons facilement dans l'espèce, la méthode de Descartes : faire table rase de nos préjugés, éliminer les documents insuffisants et juger d'après les faits soumis à notre observation, soit dans les hôpitaux, soit dans la clientèle. C'est dans cette idée que j'ai présenté, au jour le jour, à la Société de médecine et de chirurgie pratiques, la relation du fait précédent, qui emprunte un intérêt particulier à ceci qu'il s'agit d'un croup avec association microbienne chez un enfant de 7 mois 1/2, et que dans des cas semblables, la mort avait été malheureusement jusqu'ici la règle générale.

II

Communication à la *Société de Médecine et de Chirurgie Pratiques*

SÉANCE DU 15 NOVEMBRE 1894

Croup chez un enfant de 7 mois 1/2 traité par l'antitoxine de Roux.

M. DUCOR. — J'ai le regret de n'avoir pu assister à la séance de jeudi dernier et à la discussion sur la sérumthérapie antidiphtéritique ; il est vrai qu'à ce moment même j'étais à même de recueillir sur la question des documents intéressants, ayant été appelé auprès d'un enfant de sept mois et demi, Maxime Hubert, Avenue .... 145, gros garçon bien constitué, nourri par sa mère, n'ayant jamais été malade, légèrement enrhumé depuis un jour ou deux et pris presque subitement d'une toux rauque qui avait inquiété les parents.

A mon arrivée, je trouve l'enfant assez tranquille ; mais par moments l'inspiration est sifflante et l'expiration courte et ronflante ; de temps en temps se produisent quelques quintes de toux rauque, après lesquelles l'enfant reprend sa physionomie calme. Je le fais mettre au sein devant moi : il tète facilement, respirant par le nez comme d'habitude et avalant très bien le lait ; l'examen minutieux du nez et de la gorge ne permet de découvrir aucun vestige de fausse membrane.

L'auscultation ne décèle rien de particulier ; elle est d'ailleurs rendue difficile par l'indocilité de l'enfant et la production du sifflement inspiratoire qui rend peu perceptible le murmure vésiculaire.

La fièvre est modérée. Température rectale 38°1.

Le caractère de la toux et tous les symptômes concomitants me paraissent être évidemment en rapport avec une laryngite sur la nature de laquelle on ne peut se prononcer ; je réserve donc mon diagnostic et je conseille des bottes d'ouate aux membres inférieurs, des badigeonnages à la glycérine salicylée, enfin des irrigations fréquentes et aussi copieuses que possible avec l'eau boriquée tiède. Si je n'ai pas usé d'acide phénique, ni de sublimé, c'est que je me réservais d'employer, le cas échéant, le sérum antitoxique de Roux et que l'expérience a démontré que le traitement par le sérum antitoxique était moins efficace chez les enfants soumis à l'usage de l'acide phénique ou du sublimé.

Je fais prendre en même temps toutes les mesures de désinfection nécessaires en pareilles circonstances et qui s'imposaient d'autant plus, dans le cas actuel, que l'installation était des plus défectueuses au point de vue hygiénique.

La chambre occupée par la mère et l'enfant — le père est domestique dans une autre maison — est des plus exiguës, desservie par un escalier de service très sombre et très étroit (quoique l'immeuble soit de belle apparence et possède de grands appartements), éclairée par une fenêtre à tabatière et sert à la fois de cuisine et de chambre à coucher.

Vendredi matin. — L'état est à peu près stationnaire. T. 38°2. La toux conserve le même caractère : elle est toujours rauque et creuse ; mais de temps en temps, on entend quelques râles humides ; dans l'intervalle des quintes, l'enfant est souriant ; il tète avec facilité.

Je fais continuer strictement les irrigations, et j'ordonne un vomitif pour débarrasser les bronches.

La soirée du vendredi se passe à peu près de la même façon. T. 38°4.

Samedi matin. — L'état général est toujours convenable ; mais la nuit a été agitée, l'oppression paraît plus marquée. T. 38°4.

Vu la persistance des accidents, vu les enseignements de la clinique, le diagnostic de croup me paraît de plus en plus probable, quoiqu'il n'existe pas trace de fausses membranes, ni dans le nez, ni dans la gorge. Quoi qu'il en soit, l'examen bactériologique s'imposait pour permettre d'avoir une certitude au point de vue du diagnostic et pour obtenir des indications précieuses au point de vue du pronostic ; car vous n'ignorez pas que celui-ci est modifié suivant qu'on a affaire au bacille diphtéritique pur ou associé à d'autres microbes.

Vous n'oubliez pas qu'il s'agit d'un enfant de 7 mois 1/2.

Je recueille donc, suivant la technique de M. Roux, les mucosités de la gorge, sur le pilier postérieur, le plus près possible du larynx, au moyen du fil-spatule stérilisé par le flambage, et refroidi avant d'être introduit dans la gorge du petit malade.

J'ensemence deux tubes de sérum de bœuf stérilisé, le premier avec la spatule telle qu'elle vient d'être chargée, le second avec la spatule ayant déjà ensemencé le tube n° 1 ; et je m'occupe immédiatement de me procurer à l'Institut Pasteur la quantité de sérum de Roux nécessaire pour lutter contre la terrible maladie, qui prenait une marche inquiétante. J'en obtiens 20 c. c. que j'injecte à six heures du soir, sous la peau du flanc, moitié à droite, moitié à gauche.

Au moment de l'injection, la température rectale donnait 39°2. Dans la journée, les accidents s'étaient accentués, imposant le

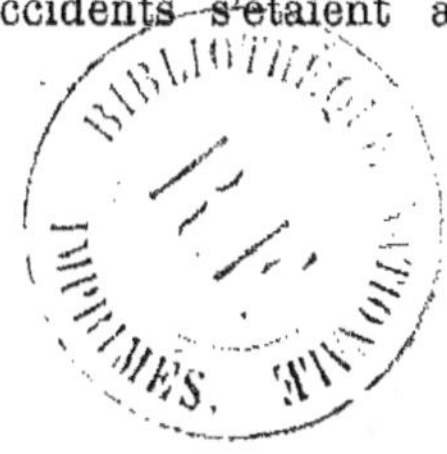

diagnostic de diphtérie laryngée, diphtérie dont l'existence était rendue indiscutable, 24 h. après, par les résultats de l'examen bactériologique. Les tubes de culture contenaient en effet des bacilles diphtéritiques et aussi des streptocoques en nombre relativement plus considérable ; pas de staphylocoques.

Le diagnostic de croup d'emblée se trouvait ainsi confirmé : en même temps, nous avions à redouter les complications résultant de l'association, au bacille de Löffler, du streptocoque contre lequel le sérum antidiphtéritique ne peut avoir de prise.

· Comme effet immédiat de l'injection, je n'ai noté aucune réaction générale ; le seul effet local a été la production d'une boule d'œdème assez considérable qui s'est dissipée assez rapidement ; pas d'autre accident.

Par contre, l'effet sur les manifestations diphtéritiques a été des plus sensibles.

Dimanche matin. — La nuit a été beaucoup plus calme ; la toux, bien moins fréquente, n'est plus aussi rauque et aussi creuse ; l'enfant tète facilement. T. 38°. L'amélioration est évidente, mais ne s'accentue pas dans la journée ; à six heures du soir, T. 38°2 ; à neuf heures, T. 38°5.

Lundi matin. — La nuit n'a pas été aussi bonne. T. 38°6. L'oppression est plus marquée ; la toux a de la tendance à reprendre son caractère spécial ; l'enfant tète avec moins de facilité ; il paraît surtout gêné par des mucosités nasales, de très bon aspect d'ailleurs, que je fais enlever du mieux possible, en même temps que l'on continue les irrigations.

Six heures du soir, T. 38°8. Injection de 20 c.c. de sérum antitoxique.

Mardi matin. — La toux a complètement perdu son caractère croupal ; mais l'amélioration générale ne correspond pas à l'amendement produit du côté du larynx. La nuit a été d'abord assez calme, puis il s'est produit de l'agitation ; la respiration a augmenté de fréquence ; la température a peu baissé : 38°7 au lieu de 38°8 la veille au soir. La gorge et le nez sont toujours indemnes ; le larynx paraît tout à fait dégagé. Mais l'auscultation rend compte de l'aggravation qui ne m'a pas surpris outre mesure, étant donné la présence du streptocoque associé au bacille de Löffler.

Nous nous trouvons en effet en présence d'une poussée broncho-pneumonique qui se déroule avec tous les signes classiques, alors que l'élément diphtérique a complètement disparu, ainsi qu'en témoigne d'ailleurs l'examen de deux tubes de sérum de bœuf recueillis dans la matinée et ensemencés, ainsi qu'il a été dit précédemment.

Mardi soir. — T. 39°4.

Mercredi matin. — La fièvre a persisté toute là nuit ; l'enfant très abattu ; accepte difficilement le sein. Le thermomètre marque :

A 8 h. matin 39°5.

A midi, 39°5.

A 5 h. soir, 39°3.

A partir de ce moment, la température ne monte plus.

On trouve encore 39°3 dans la nuit de mercredi à 2 heures du matin. Le reste de la nuit est calme.

Jeudi matin. — 8 h. 38°8.

Jeudi soir. — 2 h. 38°7.

La toux est grasse ; l'enfant prend bien le sein et accepte avec plaisir une potion au malaga qu'on lui donne par cuillerées à café. Malgré l'élévation de la température, il se manifeste une amélioration assez sensible pour que le pronostic, tout en étant encore réservé, puisse être considéré comme favorable dans une certaine mesure.

J'en ai fini pour le moment avec l'histoire de ce petit malade que j'ai cru intéressant de vous faire connaître avant de vous soumettre quelques réflexions qui me sont suggérées soit par le fait lui-même, soit par les communications présentées dans la dernière séance.

Aussi bien, si nous pouvons arriver à nous faire une conviction sur une question aussi délicate, c'est bien moins par des discussions théoriques que par l'examen des faits consciencieusement observés, comparables entre eux, tenant compte du diagnostic certain, de l'âge du malade, du siège de la maladie, etc...

Ceci dit, je note d'abord une concordance absolue entre ce que j'ai observé et les résultats annoncés soit par M. Roux, soit par M. L. Martin et Chaillou, ses collaborateurs. D'abord grâce à la bactériologie, grâce à l'ensemencement que vous connaissez, j'ai pu rendre indiscutable un diagnostic hésitant ; je pouvais certainement affirmer qu'il s'agissait d'un croup d'emblée ; mais je ne pouvais pas imposer un diagnostic, sans l'examen bactériologique permettant de retrouver le bacille de Löffler dans les *deux tubes* ensemencés, par conséquent en assez grande quantité pour qu'on ne puisse objecter, ainsi que cela a été dit, qu'il s'agissait de quelque bacille d'aventure, destiné à rester inoffensif.

En second lieu, la présence du streptocoque associé au bacille de Löffler rend compte de la marche des accidents ; croup amélioré, puis guéri par le sérum antidiphtéritique qui n'a pu empêcher le développement des accidents dus à l'association microbienne ; accidents en cours d'évolution et qui paraissent prendre une tournure favorable.

Je dois aussi insister sur le bon effet évident des irrigations copieuses légèrement acides auxquelles j'attribue pour une grande part la non propagation pharyngée de la diphtérie.

Enfin, l'intérêt de l'observation me semble surtout particulier, lorsqu'on réfléchit qu'il s'agit d'un enfant de 7 mois 1/2. A cet âge la mort est la règle et si, dans le total des cas présentés, on met à part les enfants âgés de moins d'un an, on noircit singulièrement les statistiques.

En admettant une terminaison défavorable, il n'en reste pas moins que tous les accidents spécifiques ont été enrayés et que nous nous trouvons aujourd'hui en face d'une broncho-pneumonie évoluant comme elle évoluerait chez un enfant de cet âge, non injecté par le bacille de Löffler.

En terminant, il me paraît utile de signaler une erreur contenue dans les observations de deux de nos collègues, qui tout en n'acceptant pas les théories homœopatiques disent : « La sérumthérapie rajeunit une vieille formule critiquée et ridiculisée par les médecins, celle d'Hahnemann, *similia similibus curantur....* » ; « la méthode nouvelle a pour point de départ, contrairement à la vaccine jennérienne, l'identité des deux maladies, le *similia similibus*, comme la formule homœopathique. »

Pour démontrer que l'homœopathie n'a rien à voir dans la sérumthérapie antidiphtéritique, il me suffit de vous lire le texte de cette fameuse loi des semblables ; le voici, tel que je le trouve dans une brochure d'un médecin absolument compétent, le Dr V. L. Simon, secrétaire général de la Société d'homœopathie : « Le plus prompt et le plus sûr moyen de guérir consiste dans l'emploi d'un médicament capable de faire naître chez l'homme sain un ensemble de phénomènes anormaux semblable à l'ensemble de ceux qu'on a constatés chez le malade en traitement. »

Or, l'antitoxine diphtéritique de Roux ne fait naître chez l'homme sain aucun des phénomènes observés chez le malade en traitement.

Donc, la sérumthérapie, telle qu'elle est expliquée, telle qu'elle est appliquée par M. Roux, n'a rien de commun, ni comme point de départ, ni comme procédé, avec la doctrine homœopathique formulée par Hahnemann et par ses disciples.

A propos de la recommandation de s'abstenir de traitements locaux par l'acide phénique ou le sublimé, chez les malades soumis à l'action de l'antitoxine, il n'y a point lieu, ce me semble, de trouver une contradiction dans les enseignements de la bactériologie qui, après avoir conduit à l'antisepsie, en imposerait la suppression partielle. La recommandation s'appuie, au contraire, sur ce fait d'observation que l'antitoxine diminue de pouvoir sous l'influence de l'acide phénique et du sublimé et par conséquent la suppression de ces caustiques est des plus logiques.

L'antisepsie, qui est la destruction du microbe, est souvent impossible à réaliser, vu l'impossibilité d'atteindre ce microbe, comme dans le cas qui fait le sujet de cette observation. La sérumthérapie, si elle tient ses promesses, est un procédé absolument supérieur ; elle ne tend à rien moins qu'à obtenir la domestication du microbe que l'on oblige à lutter pour la conservation de ceux qu'il paraissait destiné à détruire. C'est dans tous les cas une méthode scientifique et par conséquent, comme on l'a dit ici même, des plus encourageantes ; pour la juger nous n'avons qu'à étudier les faits soumis à notre observation, soit dans les hôpitaux, soit dans la clientèle.

SÉANCE DU 22 NOVEMBRE 1894

A l'occasion du procès-verbal de la dernière séance :

M. DUCOR.—Je suis heureux de pouvoir vous faire connaître la suite de l'observation que j'ai eu l'honneur de présenter à la Société. L'enfant, de 7 mois 1/2, atteint de croup d'emblée, que j'ai traité par les irrigations copieuses et par l'injection, en deux fois, de 40 c. c. de sérum de Roux, est actuellement tout à fait guéri, malgré la gravité des complications dues à la présence du streptocoque et à la poussée broncho-pneumonique. Je l'avais laissé jeudi dernier, avec 38°8, ayant eu dans la nuit 39°3. Sans vous fatiguer par les détails de l'observation, je me contente de vous dire que depuis ce moment, la température s'est régulièrement abaissée, en même temps que tous les symptômes se sont amendés.

Je dois insister sur ce point important, à savoir l'âge du malade, âge où la guérison est si rare que M. Jules Simon, à qui j'avais fait connaître mon observation, m'a déclaré ne pas connaître un cas semblable. Aucune statistique ne donne le détail des âges.

Le mémoire de MM. Roux, Martin et Chaillou (1) fait connaître que le sérum antitoxique a été appliqué à neuf enfants âgés de moins de deux ans ; sur ce nombre, quatre enfants trachéotomisés ont guéri, dont un de neuf mois, et un de quatre mois. C'est la seule observation relatant la guérison de la diphtérie certaine chez un enfant plus jeune que celui dont j'ai fait connaître l'histoire à la Société.

Je me garderai d'affaiblir par un commentaire la portée de faits aussi éloquents.

____

(1) MM. Roux, Martin et Chaillou 300 cas de diphtérie. (*Annales de l'Institut Pasteur*, sept. 1894.)

Clermont (Oise). — Imprimerie Daix frères, 3 place Saint-André.